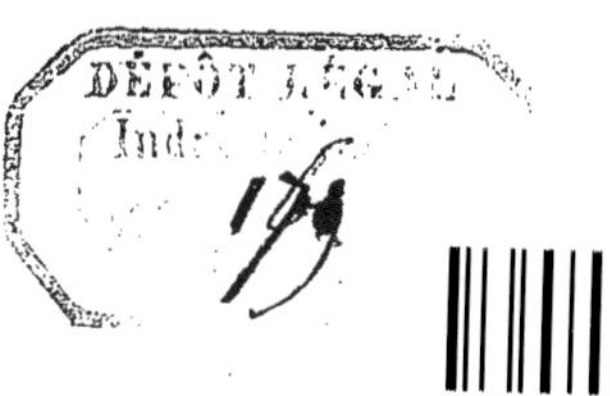

MANUEL DE CHARITÉ

PHARMACOPÉE

OU

COLLECTION DE RECETTES

A l'usage des Indigents, des Habitants de la campagne et des Ouvriers de toutes les professions,

Publiées et distribuées *gratuitement* pour le besoin de cette classe intéressante de la Société à qui la santé et le temps sont si nécessaires.

MANUEL DE CHARITÉ

PHARMACOPÉE

OU

RECUEIL DE REMÈDES

DONT L'EFFICACITÉ EST JUSTIFIÉE PAR UNE LONGUE EXPÉRIENCE, ET D'UNE COMPOSITION FACILE, ET ÉCONOMIQUE,

Butiné, mis au jour pour être distribué GRATUITEMENT aux Pauvres, aux Habitants des campagnes et aux Ouvriers de toutes les professions,

PAR

M. EL. BESNARD DU CHATEAU

Associé libre de N.-D. de Staouëli, en Algérie; Membre titulaire de la Société des Sciences, Arts et Belles-Lettres, etc., etc., du département d'Indre-et-Loire.

Principiis obsta.
Remédiez dès le commencement.

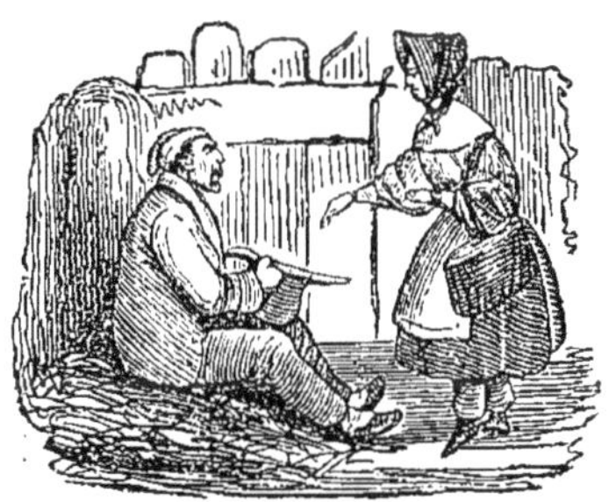

TOURS

IMPRIMERIE LADEVÈZE, RUE ROYALE

1852.

N. B. On se procure cet opuscule en s'adressant *franco* :

Chez M. BESNARD DU CHATEAU { A Ligueil, sur le Mail, / Et à la Besnardière, à Betz, } Indre-et-Loire.

Cette *Pharmacopée* sera aussi donnée *gratis* aux Ecclésiastiques et aux Sœurs de charité qui en réclameront un exemplaire par *Lettres affranchies*.

Qui diligit proximum, legem implevit.
Celui, dit J.-C., qui aime son prochain, a accompli la loi.

CONSEIL D'HYGIÈNE.

L'Art de conserver la santé, en évitant toujours les excès, est de se purger chaque année aux approches du printemps et de l'automne, ou tout au moins dans le courant d'avril.

Par cette précaution, on évitera souvent des maladies, des infirmités ou autres accidents graves qui, tout à coup, arrêtent les travaux, absorbent promptement les ressources pécuniaires souvent faibles du ménage et toujours si utiles aux besoins de la famille.

On peut, à cet égard, choisir un juge compétent, en prenant l'avis d'un médecin instruit et surtout *digne de confiance.*

Voyez page 43.

OBSERVATION.

Le but charitable qu'on se propose, en publiant ce Recueil, serait souvent manqué, si quelques personnes compatissantes ne se chargeaient, particulièrement dans les campagnes, du soin de composer les remèdes indiqués dans ce petit livre, et qui sont *spécialement* destinés aux besoins des travailleurs à qui manquent, tout à la fois, le temps, les moyens et l'usage de préparer les moindres choses indispensables à leur santé.

En cette circonstance, comme en beaucoup d'autres, il est consolant de se rappeler, dans l'intérêt de ceux qui souffrent et pour la gloire de la religion, que le Clergé, toujours fidèle à sa mission divine, ne fera jamais défaut à la plus grande vertu chrétienne dont il donne chaque jour l'édifiant exemple.

Il est certain aussi que là où il existe des sœurs hospitalières, ces modèles de la charité s'empresseront de prodiguer leurs soins intelligents à tous ceux qui réclameront de leur dévouement une preuve de leur pieuse sollicitude pour les malades.

AVIS

SUR CETTE PUBLICATION ET SES MOTIFS

CAHIER DE RECETTES DONT L'EFFICACITÉ EST JUGÉE PAR L'EXPÉRIENCE

Publié et distribué GRATUITEMENT aux indigents et aux ouvriers de toutes les professions.

Les remèdes recueillis dans ce cahier ont été composés ou mis avantageusement en usage par les religieux de plusieurs Ordres qui se sont appliqués, dans la solitude, à l'étude de la botanique ou à l'art médical, et par des sœurs hospitalières, ces Anges de la terre que leur charité embrase et console. Grand nombre de curés et autres personnes charitables distribuent ces divers remèdes aux habitants des campagnes qui, en guérissant promptement, ont encore l'avantage d'épargner les visites inutiles de beaucoup de chirurgiens, dont quelques-uns n'ont pas honte de spéculer sur les accidents ou maladies des hommes adonnés aux travaux les plus pénibles et les moins productifs. Pourtant, parmi les médecins, ceux qui en agissent ainsi, osent parler de *Fraternité*...; Jongleurs....! il est vrai que *Caïn était frère d'Abel....!*

(ART DE GUÉRIR.)

La Médecine fut de tout temps regardée comme un art divin; chez les Hébreux et dans l'ancienne loi, le soin de guérir était confié aux Prêtres : les maladies étant considérées comme un châtiment du Ciel, on s'adressait aussi aux Prophètes ainsi que nous le voyons dans la Sainte Bible et en particulier par l'exemple de Naaman que guérit Élisée, disciple du prophète Élie.

Jésus-Christ, en qui résidait souverainement la pnissance de soulager les infirmités spirituelles et corporelles, guérit l'hémorroïsse, purifia le lépreux, rendit l'ouïe au sourd et la vue à l'aveugle de naissance.

Ainsi le Fils de Dieu disait également au criminel : *Tes péchés te sont remis* et au paralytique *Lève-toi et marche.*

Saint Luc, évangéliste, un des disciples du Sauveur, imitait son divin Maître; médecin de profession, il accompagna saint Paul dans ses sublimes prédications et ses pénibles voyages, et tout en coopérant fidèlement, comme le dit l'Apôtre, à l'œuvre de Dieu, il ne cessa d'exercer jusqu'à la fin de sa vie et au milieu de ses travaux évangéliques, une profession où il excellait, ainsi que nous l'apprend saint Jérôme.

Saint Côme et beaucoup d'autres hommes honorés d'un culte public par l'Église ont aussi exercé d'une manière distinguée le soin de guérir leurs frères, tout en les édifiant par leurs sublimes vertus. Honorons donc et pratiquons, dans un esprit de charité, un art que Jésus-christ a sanctifié et que les saints nous ont transmis avec les enseignements de la doctrine salutaire de la religion chrétienne. C'est encore au Clergé que l'humanité est redevable de ce bienfait, puisque lui seul, à l'époque où nos pères étaient dans l'ignorance, a cultivé cet art dans la solitude et nous en a laissé la connaissance et les progrès dans les manuscrits des monastères où l'étude attendait l'invention de la typographie.

A la Besnardière (Betz), le 8 mars 1852.

EL. BESNARD DU CHATEAU,

Associé libre de N.-D. de Staouëli, en Algérie, et Membre titulaire de la Société des Arts et Belles-lettres du département d'Indre-et-Loire, etc.

MANUEL DE CHARITÉ

PHARMACOPÉE

OU

RECUEIL DE REMÈDES.

Panaris ou Limas, ou Tournure qui s'annonce par de vives douleurs semblables à des coups d'aiguilles.

Prenez, avant que le mal soit entamé, un œuf frais; percez-le et faites-en sortir tout le blanc, agrandissez ensuite l'ouverture, mettez dans le jaune qui reste, une pincée de sel bien menu, joignez-y un peu de fort vinaigre : délayez le tout ensemble, puis mettez sur du chanvre ou du linge, appliquez sur le mal, l'épine sortira si elle y est encore et vous serez préservé d'un grand mal : s'il y a excroissance des chairs, brûlez-les, en les saupoudrant d'*alun* calciné. Les chairs ne poussent que quand on a négligé de faire le remède avec un œuf dès les premiers symptômes du panaris ou Limas.

Vin tonique et vulnéraire appelé ordinairement VIN DE CHUTE, *qui préserve de graves accidents.*

Prenez une pinte de bon vin blanc, ajoutez-y une pleine main de fiente de poule, la plus nouvelle, la plus blanche et la plus pyramidale, avec une forte cuillerée de sel. Laissez infuser le tout dans un pot pendant 24 heures en remuant la mixtion 2 ou 3 fois; après l'avoir laissé reposer pendant environ 10 heures, vous passerez ensuite ce remède au clair dans un linge. On en prend un verre à jeun et l'on ne mange que deux heures après. Il est indispensable de continuer ce remède jusqu'à ce que tout le vulnéraire soit consommé.

Eau verte pour les coupures, meurtrissures et maux d'yeux.

Prenez : 1° Trois gros de Couperose blanche pulvérisée ;

2° Vingt-quatre grains de Safran de l'Inde;

3° Un gros de Vitriol de Chypre, en poudre;

4° Un demi gros de Camphre pulvérisé dissous dans un demi verre d'eau-de-vie ;

5° Un gros d'Iris de Florence, en poudre :

Mettez le tout dans six pintes d'eau de fontaine ou de rivière.

On emploie ce remède en mouillant des linges souvent renouvelés sur la blessure dès qu'elle est arrivée. Quant on s'en sert pour une rougeur aux yeux, on met une cuillerée d'eau verte avec une d'eau de fontaine dont on mouille un linge qu'on applique sur la vue.

Onguent Divin pour les plaies en suppuration.

Un quarteron de *Minium* ou oxide de plomb, en poudre ;

Une once et demie de cire jaune neuve ;

Une demi livre d'huile d'olive fine ;

Pour composer l'onguent, servez-vous d'un pot verni en dedans ; faites fondre la cire dans l'huile, versez ensuite le Minium dedans et mouvez souvent la mixtion avec un bois propre.

La mixtion commencera par être rouge et lorsqu'elle approchera de sa cuisson, elle roussira et finira par brunir. Retirez alors le pot de dessus le fourneau.

Préparez d'avance une caisse de fort papier et quand l'onguent est un peu refroidi, versez tout dans le papier attaché aux quatre coins avec des épingles. Le lendemain, vous couperez votre onguent à volonté par tablettes.

Moyen de s'en servir. — Prenez un morceau de peau blanche (ou de charpie) de la grandeur de la plaie qui est en suppuration ; graissez légèrement l'emplâtre et ne lavez qu'une fois par jour. Le même peut servir plusieurs fois à moins qu'il soit trop sale, mais il est mieux de le renouveler au bout de vingt-quatre heures.

Eau Dentifrice, dite de Botot, propre à calmer le mal de dents et à nettoyer la bouche.

1° Deux gros de Girofle ;

2° Une once d'Anis ;

3° Deux gros de Canelle ;

4° Un demi gros de Cochenille.

Faites piler le tout ensemble, puis mettez-le de suite dans une pinte d'eau-de-vie.

Laissez infuser ce mélange pendant huit jours au soleil ou auprès du feu et, après cette infusion, ajoutez un gros d'huile essentielle de Menthe poivrée ; mêlez bien le tout et passez la liqueur, que vous mettez dans une ou plusieurs bouteilles soigneusement fermées.

Moyen de s'en servir. — Quand vous éprouvez une douleur de dents, prenez un petit bouchon de ouate ou de coton blanc en charpie, d'une grosseur telle qu'il entre dans la dent, si elle est cariée ; imprégnez-le d'eau de Botot et placez sur la douleur.

Quand on emploie l'eau dentifrice seulement pour la propreté de la bouche ou comme préservatif, on se borne à en mettre quelques gouttes dans un peu d'eau sans employer de ouate ou de coton, se contentant de s'en gargariser.

Remède contre les vomissements ou dérangements d'estomac.

Prenez une pincée de Thé vert et une d'Hyssope que vous faites comme du thé ordinaire ; sucrez-le avec du sirop de capillaire ; prenez-en pour commencer une cuillère à café. Si on ne la vomit pas, en prendre une cuillère à bouche et continuer jusqu'à parfaite guérison, en augmentant la dose jusqu'à une petite tasse.

Ce remède guérit grand nombre de vomissements que plusieurs médecins ne peuvent souvent empêcher.

Remède pour une hernie produite par accident

Faites bouillir deux poignées de persil dans une pinte de bon vin vieux rouge que l'on fait réduire à chopine. Prenez le persil, faites-en un cataplasme sur le ventre du malade, humectez-le avec le reste du vin, et usez de ce même moyen jusqu'à ce que le malade soit soulagé. Il est prudent de faire alors usage d'un bandage, du moins pendant quelque temps.

---

1. *Remède contre la rage.*

On lit dans le journal *La France*, n° 270, du dimanche dix-neuf juin 1842, l'article suivant :

« Ce remède a été donné par le chevalier de Noi-
« teaux, au château de Boudol près Foix (Ariège)
« C'était jusque là un secret de famille depuis plus
« de deux cents ans.

« A l'article de la mort, ce gentilhomme, qui
« avait fait serment de ne pas divulguer ce secret,
« demanda à son confesseur s'il devait tenir ce ser-
« ment ou donner la recette. Le saint prêtre répon-

« dit que le serment était immoral et qu'il était du « devoir d'un chrétien de faire connaître un secret « si important. »

De nombreuses formules furent immédiatement répandues ; en voici une garantie authentique.

Recette. — Prenez Rhue, Sauge, Marguerite sauvage à haute tige, feuilles et fleurs de chacune, une pincée ; ajoutez racine d'Églantier, racine de Scorsonnaire, en égale portion : hachez le tout bien menu, ajoutez cinq ou six gousses d'ail de la grosseur d'une noisette. Pilez les racines d'Églantier et la sauge : ces deux ingrédients étant assez pilés, mêlez et pilez dans le même mortier tout le reste et ajoutez-y une pincée de gros sel, mêlez bien le tout ensemble et faites un marc de tout cela : versez un demi verre de vin blanc sur le marc qui sera de la grosseur d'un œuf de poule ou environ. Ayant bien mêlé le tout avec un pilon dans un mortier, passez par un linge et exprimez bien le jus ; il faudra le boire à jeun pendant neuf jours et ne rien prendre que trois heures après.

Pour les animaux on met du lait au lieu de vin blanc.

Il n'y a aucun exemple que ce remède ait jamais manqué son effet.

N. B. Le chevalier de Noiteaux est décédé en 1820.

Remède efficace contre les vers qu'ont les enfants ou les adultes.

Pilez du long Plantin ou du Plantin à longues feuilles : exprimez-en le jus. Mettez dans une cuillerée de vinaigre autant de gouttes de ce jus que l'enfant a d'années ; faites-lui avaler le tout à jeun. Répétez le lendemain la même dose, l'enfant n'éprouvera plus aucune douleur des vers qui se trouveront complétement détruits dans son corps et seront rendus par morceaux avec les excréments.

Ce remède convient également à une grande personne en augmentant la dose en raison de l'âge.

Remède pour les Maillettes, Dragons et autres taches sur les yeux.

Dès qu'une tache apparaît sur les yeux, prenez trois morceaux de linge blanc de la longueur de la main et larges de trois doigts ; allumez-en un à la chandelle et laissez-le brûler sur un plat d'étain ; pendant qu'il se consume, approchez le second morceau de linge de celui qui brûle pour qu'il mêle son huile au premier, faites-en autant du troisième morceau (ces trois morceaux de linge doivent être à demi usés). Dès qu'ils sont brûlés, soufflez doucement la cendre et à l'aide d'un bout de plume dont vous avez ôté la barbe, sauf à l'extrémité, mêlez de la salive à jeun à l'huile du linge que vous venez de brûler et après avoir soigneusement ramassé le tout sur le bout de la plume, sans lui laisser le temps de sécher sur le plat d'étain, placez alors promptement le remède dans l'œil et recommencez cette opération deux ou trois jours de suite, si les premiers essais n'avaient pas réussi.

Il faut faire ce remède dès la naissance du mal ; si la tache a déjà plusieurs jours, on est quelquefois obligé d'opérer jusqu'à quatre et cinq fois.

Cette huile qui brûle les Maillettes et Dragons, cause une douleur cuisante dans le moment où l'on applique ce remède.

On a soin de bander l'œil malade pour n'en pas laisser échapper l'huile de linge.

A la disparition de la tache, on lave l'œil et on l'enveloppe pendant quelques jours, en le mouillant avec de l'eau de Rose.

Eau de Rose. — Une pincée de cette fleur jetée dans une petite tasse d'eau bouillante, et que l'on retire après une première ébullition, peut fort bien remplacer l'eau de Rose des apothicaires que l'on ne se procure pas facilement à la campagne. L'application d'un vésicatoire ou *mouche* peut devenir nécessaire; en tous cas, la purgation l'est toujours.

---

(1) *Remède contre la brûlure.*

Aussitôt l'accident, plongez le membre brûlé dans l'eau froide et l'y tenez une ou deux heures, en ayant soin de changer d'eau dès qu'elle tiédit et d'en remettre de plus froide. En retirant la partie brûlée de l'eau, on la couvrira d'une compresse trempée dans l'eau froide et qu'on changera tous les quarts d'heure en la mouillant de nouveau.

Si, malgré ce premier remède, il survient une vessie, on ne la percera pas, mais on la couvrira, percée ou non, d'un linge fin enduit d'une pommade faite comme ci-après :

Cérat. — 1° Une once et demie d'Huile d'olive ;

2° Une demi-once de cire blanche vierge.

Faire fondre la cire dans l'huile au bain-marie, retirer du feu, laisser refroidir à moitié, puis agiter vivement avec un morceau de bois jusqu'à ce qu'il n'y ait plus de grumeaux.

S'il était dangereux pour les femmes, à certaines époques de plonger dans l'eau froide un membre brûlé, on se bornerait à mettre sur la brûlure des compresses trempées d'eau froide, si le mal est peu étendu. Si au contraire la brûlure est large, on râpe des pommes de terre crues et on couvre la brûlure avec cette râpure, qu'on renouvelle souvent. Le caillé est aussi employé utilement. La pomme de terre râpée ne sera employée que lorsqu'on ne pourra pas plonger dans l'eau froide la partie brûlée ou échaudée.

Remède contre le Rhumatisme.

Faites bouillir quelques feuilles de choux rouge jusqu'à ce que toutes ses côtes soient tout à fait amollies ; posez-les alors l'une sur l'autre sur les parties souffrantes, et après plusieurs applications, les douleurs disparaissent.

Tranchées et Coliques des enfants.

Quand les enfants ont des tranchées et ne se

salissent pas, donnez-leur une demi-cuillerée de sirop de chirorée délayée dans une cuillerée d'eau, ou simplement de l'eau miellée.

En général les huiles sont contraires.

Avis aux habitants de la campagne.

Par les fortes chaleurs de l'été, l'homme est exposé aux irritations gastriques, à la dysenterie, aux congestions sanguines, etc.; il convient donc qu'il soit sobre dans ses aliments et ne se livre pas aux exercices forcés.

Il doit éviter, autant que possible, l'action directe du soleil sur la tête, on ne saurait trop recommander aux faucheurs, moissonneurs et autres ouvriers qui travaillent en pleins champs, l'usage des chapeaux de paille.

Ils doivent s'abstenir de boire de l'eau pure ou beaucoup de boisson de fruit, lorsqu'ils sont fortement altérés; pour corriger la crudité de l'eau, il faut y ajouter un filet de vin, quelques gouttes de vinaigre, ou un peu d'eau-de-vie.

Moyen de purifier les Eaux vaseuses.

Pour rendre potables les eaux vaseuses, il faut

les battre dans le sceau avec de la poudre de charbon la veille du jour où on doit en faire usage; une pinte de charbon pulvérisé, mêlée à un sceau d'eau, rendra ce liquide bon à boire au bout de douze heures; le même charbon peut servir plusieurs jours de suite, en le faisant sécher au feu ou au soleil.

Le charbon de bois est employé avec succès pour purifier les eaux et les rendre potables. Un propriétaire vient de faire un essai remarquable.

Remède pour le poisson qui meurt dans les eaux croupies. — Il avait mis dans une mare des poissons qui y prospéraient depuis plusieurs années; mais la mare ayant été presque desséchée à la fin de l'été, les poissons mouraient en quantité; il jeta du charbon de bois dans la mare et les carpes reprirent vigueur.

Traitement pour la Piqûre des serpents.

Dès qu'on est mordu par cet animal, il faut sans tarder, appliquer une ligature au-dessus de la blessure, non avec une corde, mais avec une bande plate, dont on fait plusieurs tours à côté les uns des autres, en serrant le plus possible. On lave la plaie, on la presse bien doucement pour la faire saigner, puis on applique dessus fortement un fer rouge, de manière à brûler tout ce qui a pû être touché par le venin. On fait boire au malade une infusion de tilleul ou de sureau, en ajoutant à chaque tasse cinq ou six gouttes d'alcali volatil. On peut aussi verser dans la plaie 2 ou 3 gouttes d'alcali avant d'appliquer le fer rouge. On enlève ensuite la ligature, on couvre la plaie cautérisée avec une compresse trempée dans un mélange d'huile d'olive, deux parties, avec une partie d'alcali volatil. Enfin, on frotte tout le membre avec ce mélange, jusqu'à ce que les accidents aient cessé.

Piqûre des Animaux.

Retirez d'abord l'aiguillon de l'animal, s'il est resté; baignez avec de l'eau; appliquez sur la partie douloureuse soit l'*Herbe à Robert*, soit du cerfeuil ou du persil, ou de la fleur de sureau. Si l'inflammation est considérable, mettez des flanelles imbibées d'eau de fleur de sureau tiède; ce qui soulage promptement.

On peut aussi couvrir le mal d'un cataplasme de farine de graine de lin ou de mie de pain avec du lait et du miel.

De la Pleurésie, vulgairement Chaud-refroidi.

Cette maladie est aussi fréquente que meurtrière dans les campagnes. On croit à tort que le malade a un *point*, il doit guérir par les sueurs, et l'on emploie les remèdes échauffants qui font beaucoup de mal.

Comme tout dépend ici des premiers moments, il faut de suite appeler un médecin habile. La saignée est souveraine dans cette maladie, comme dans la fluxion de poitrine. Si on ne peut avoir de suite un homme de l'art, il faut mettre promptement un grand nombre de sangsues sur la poitrine et principalement sur le *point douloureux* ; couvrir ensuite la poitrine de cataplasmes faits avec de la farine de graine de lin, ou avec des herbes émollientes cuites dans l'eau, ou de mie de pain cuite dans le lait. Le malade boira une infusion de fleurs de mauve ou de sureau, ou une décoction d'orge avec une once de miel pour une chopine de tisane. Il serait pernicieux au malade de prendre du vin chaud ou sucré, comme cela arrive trop souvent dans les campagnes.

Fluxion de Poitrine.

Le traitement de la Pleurésie convient aussi à la Fluxion de Poitrine, mais comme la maladie ne se ressemble pas chez tous les individus, le plus sûr est de s'adresser à un médecin *instruit*, avant que le mal ait fait des progrès.

Remède contre la Goutte.

Dès que l'on éprouve des douleurs de Goutte et même lorsque cette maladie existe depuis quelque temps et qu'elle s'est établie sur une partie quelconque du corps, faites usage de fumigations de *Tabac*, en dirigeant toute la colonne de fumée sur l'articulation où siége la douleur goutteuse.

Après une ou deux fumigations, la partie malade sera couverte d'une sueur visqueuse qui affaiblira d'abord, puis dissipera la goutte.

Plusieurs personnes, notamment le docteur *de*

Gaglia, en ont fait usage et en ont été satisfaites; la goutte n'a pas reparu.

Le meilleur tabac pour cette fumigation est la feuille désséchée, sans préparation ni mélange.

Pour le Rhume.

Prenez une poignée de fleur de sureau, mettez-la dans un vase de terre avec une once et demie de bon vinaigre; versez sur le tout une pinte d'eau bouillante; couvrez le vase et laissez refroidir. Passez-la par un linge, faites-y fondre deux onces de miel, et buvez-en.

Mettez tous les jours vos pieds dans un bain en vous couchant.

S'il y a constipation, prenez quelques lavements.

Nourrissez-vous d'aliments légers et surtout mangez peu. Faites usage de sirop d'oignon, surtout le soir. Prenez quelquefois quelques tasses d'une légère infusion de pavot rouge.

Toux.

Il est des gens qui pensent guérir un rhume avec

des boissons d'eau-de-vie brûlée ou du vin aromatisé ou sucré. C'est jeter du soufre dans le feu. Le rhume étant une inflammation, ces boissons ne peuvent qu'augmenter le mal. S'il survient une toux intense, mettez cuire dans une poêle ou autre vase, une poignée de son de froment très-frais, puis broyez le son dans un moulin, comme du café, et mettez-en bouillir. Vous en buvez alors une tasse à jeûn que vous sucrez chaque fois que vous prenez ce remède aussi simple qu'efficace et qu'il est nécessaire de renouveler plusieurs fois par jour pour détruire la toux et ses funestes conséquences.

On passe le son comme du café.

Apoplexie et Coup de sang.

L'Apoplexie frappe tout à coup et se manifeste par une perte subite de tous les sens et de tous les mouvements volontaires, pendant laquelle le pouls se conserve et la respiration est gênée.

Appelez promptement le médecin, les secours pressent, car la mort menace ; en attendant le chirurgien, il faut :

1° Découvrir entièrement le malade, lui couvrir

légèrement le reste du corps, lui donner un air très-frais, lui débarrasser entièrement le col ;

2° Lui mettre la tête haute et les pieds pendants ;

3° Donner un lavement d'une décoction d'herbes émollientes avec une cuillerée de sel ;

4° Faire avaler si l'on peut beaucoup d'eau ;

5° Eviter toute liqueur spiritueuse, vin et eau distillée, soit en boisson, en application ou même en senteur ;

6° Ne toucher ni ne remuer le malade que le moins possible ;

7° Lier fortement les jambes au-dessous du jarret, afin d'empêcher le sang de remonter à la tête ;

8° Enfin saigner promptement.

Coups de Soleil.

En attendant le médecin, mettez les jambes dans l'eau tiède ; prenez un demi-bain ou un bain entier.

Donnez des lavements d'herbes émollientes ; faites boire beaucoup de limonade faite avec du jus de citron et de l'eau, ou simplement de l'eau avec un peu de vinaigre; et ce qui est encore meilleur, du petit lait clair avec quelques gouttes de vinaigre. Appliquez des linges mouillés sur le front, les tempes et la tête avec de l'eau et du vinaigre Rosat.

Empoisonnements par les Champignons.

Ce n'est qu'après six et même douze heures qu'arrivent les acccidents chez ceux qui malheureusement mangent des champignons ; et dès que l'accident se manifeste, mandez un médecin et en l'attendant, faites prendre au malade deux ou trois grains d'émétique dissous dans deux verres d'eau.

Empoisonnements par le Vert de Gris.

Dès les premières coliques ou vomissements, délayez douze ou quinze blancs d'œufs dans deux pintes d'eau et buvez-en un verre par deux ou trois minutes pour faire rejeter le poison par le vomissement. A défaut d'œufs, buvez du lait *en abondance;* et si l'on en manque, prenez de l'eau sucrée ou de l'eau de gomme.

---

(2) *De la Rage.*

Tout le monde a entendu parler de la Rage et de ses déplorables effets. Tous les animaux y sont sujets, surtout le chien. Lorsque cet animal est atteint de cette maladie, on le voit triste et languissant pendant quelques jours, il se cache, cherche l'obscurité et n'aboie plus ; il grogne toujours et ne veut ni boire ni manger.

Bientôt il quitte la maison, courant de côté et d'autre, le poil hérissé, la langue inondée de bave qui tombe hors de la gueule et la queue recourbée entre les jambes. Il a horreur de l'eau, cherche à mordre tout le monde, même son maître; il succombe au bout de vingt-quatre ou de quarante-huit heures dans des convulsions,

Quand on a été mordu, il faut à l'instant découvrir la plaie, laisser couler le sang et la laver avec de l'eau salée ; puis de suite appliquer un fer rouge dans toute la profondeur et l'étendue de la morsure, car si la plus petite partie n'était pas brûlée, le malade serait perdu. On peut aussi verser de l'huile de vitriol ou de l'alcali volatil dans la blessure et l'étendre sur les lèvres de la plaie.

Quand cette cautérisation est faite, on recouvre le mal d'un linge enduit de cérat ou de beurre frais.

Ayez soin de laver les vêtements percés par les dents de l'animal, car la bave a dû s'y imprégner.

On emploie les mêmes remèdes pour les animaux et on les tient attachés pendant quelque temps.

Secours aux Noyés.

Commencez par écarter la foule qui jette de la confusion et qui empêche d'avoir un air nouveau ;

Si le malade est sans mouvement, inclinez sa tête en dirigeant sa face en bas, entr'ouvrez ses lèvres et facilitez la sortie de l'eau qui se serait introduite dans la bouche ou dans les narrines. Il ne faut pas que le noyé soit baissé plus d'une seconde.

Couchez-le sur le côté, la tête haute, couverte d'un bonnet de laine, si l'on peut, et le reste du corps enveloppé d'une couverture.

Dès qu'il est déposé dans la maison la plus voisine de l'accident, dépouillez-le de ses vêtements en les fendant avec des ciseaux ; mettez à terre un matelas et des oreillers un peu durs, étendez-y une couverture de laine, placez-y le malade, la tête élevée et le corps bien enveloppé. Frottez sous les couvertures avec des flanelles chaudes, puis avec des liqueurs spiritueuses le dessus du corps, le bas-ventre surtout, ou bien remplissez des vases d'eau chaude et placez-les où il faut rappeler la chaleur. Puis faites passer de l'air dans la poitrine, par la bouche ou par une narrine, en tenant l'autre fermée ; on se sert d'une soufflet ou d'un tuyau de plume ;

Faites respirer de l'*Alcali-Fluor* avec précaution ; donnez une cuillerée à café d'eau-de-vie camphrée, en la faisant boire doucement ;

Si le vomissement ne vient pas, faites prendre trois grains d'émétique dissous dans quatre cuillerées d'eau et aidez à vomir par de l'eau tiède.

Si le malade fait ses selles, fortifiez-le par un peu de vin, mais seulement si l'émétique lui a fait faire ses besoins. Si le noyé tardait à reprendre ses sens, donnez-lui des lavements irritants d'eau avec un verre de vinaigre et un quarteron de sel. Comme il y a des personnes qui ne reviennent qu'au bout de sept à huit heures, il ne faut pas se lasser d'administrer les remèdes indiqués pendant plusieurs heures et sans interruption.

Asphyxiés par la vapeur du charbon.

L'odeur du charbon respirée dans un lieu fermé donne la mort. Donnez un grand air au malade; débarrassez-le de ses vêtements et le couchez sur le dos. Faites boire de l'eau vinaigrée et aspergez-en le visage et la poitrine. Frottez-en aussi le corps, essuyez et recommencez plusieurs fois. Passez une allumette allumée sous le nez et chatouillez l'intérieur des narrines avec une barbe de plume. Donnez des lavements à l'eau salée et à l'eau mêlée de vinaigre. Si la mort menace, frottez le dos avec une brosse de crin et mettez la moutarde aux pieds. Persévérez et si vous réussissez, portez le malade dans un lit bien chaud, dans une chambre aérée et donnez-lui alors quelques gouttes de bon vin.

Le remède pour les asphyxiés par odeur de latrines, fosses ou égouts, sont, à peu de chose près, les mêmes que les premiers indiqués pour les asphyxiés par la vapeur du charbon.

---

3. *Autre remède contre la Rage.*

Ce remède est bien simple, et à cause de cette simplicité même fait rire plus d'un chirurgien qui avorte trop souvent avec des compositions aussi compliquées qu'inefficaces. Néanmoins, il a pour lui des résultats qui déposent en sa faveur.

Dès qu'un homme ou un animal est mordu, cassez trois ou quatre œufs frais, ôtez-en le blanc, ajoutez-y trois ou quatre cuillerées de sel marin ou de coque d'huître broyée qu'on fait cuire au four, mêlez-y une forte pincée de la seconde peau de racine de Rosier sauvage ou Eglantier, battez le tout ensemble, faites une omelette frite à l'huile et la faites manger à jeun au malade.

NOTA. On peut, pour plus de sécurité, s'assurer de l'homme par la surveillance sans qu'il s'en aperçoive, ou de l'animal en l'attachant, et répéter le remède plusieurs fois.

Grippe ou Mal de Gorge.

L'*Union médicale* du 15 mars 1850 indique pour remède :

« Repos au lit ou dans une chambre chaude, une « infusion émolliente et un béchique (pectoral) « convenable ; tel est le traitement simple à sui- « vre. »

Nous conseillons en outre de cesser l'usage du vin, de manger peu, d'envelopper la gorge de laine grasse, de prendre de la pâte de Régnault et d'appliquer les sangsues sur l'avis d'un bon médecin, si le cas s'aggrave. Les bains de pieds à la moutarde ou à la cendre seront d'un bon effet. On emploie aussi utilement un gargarisme fait avec des feuilles de petites ronces, un peu de miel, le tout passé dans un linge en y ajoutant un filet de vinaigre. Si le croup survient, il faut le cautériser de suite avec la pierre infernale.

Dartre Vive ou Farineuse.

Déposez un œuf frais sans le casser dans un verre

de bon vinaigre pendant vingt-quatre heures ; après ce temps trempez un linge double dans ce remède et appliquez-le sur la dartre et plusieurs fois par jour jusqu'à ce que le mal disparaisse. Laissez toujours l'œuf et les coquilles dans le vinaigre tant que vous vous en servirez.

Mais comme ce mal, grave dans ses conséquences, peut se reproduire, il est indispensable d'en prévenir le retour en buvant à jeun et trois fois par jour, pendant plusieurs fois au moins, la tisane composée des huit plantes indiquées à la page 46, article *Eruption*, *Maladie de la peau.*

Hydropisie.

Faire diète, boire souvent de la tisane composée de racines d'asperges, de fraisier, de petit houx, de chiendent en y ajoutant de l'orge et deux cuillerées de cendres de paille de fève enveloppées dans un sac de toile ; varier la boisson en prenant des bouillons d'oseille, de carrotte ; faire usage des lavements ; favoriser la sueur en buvant une infusion de fleur de sureau. Il sera bon de prendre plusieurs fois par jour une tisane faite de racine de

Patience ou Palaise, de Chardon roulant, de Bardane ou Bouillon blanc ; de chaque plante une once, avec une cuillerée d'orge dans deux pintes d'eau réduites à moitié et qu'on ne laissera pas évaporer pendant la décoction ni après à cause des parfums que contiennent ces racines. Un médecin habile secondera l'effet de ces racines puissantes.

Coqueluche.

Quand une grande personne est atteinte de cette maladie, il faut qu'elle s'abstienne de vin et de toute boisson échauffante. La diète ne peut être que favorable. Il faut faire usage de tisane d'orge, de chiendent, de gomme en grande quantité, appliquer un cataplasme fait de mie de pain et de farine de lin et de plantes émolientes sur la poitrine et se tenir chaudement.

On appliquera pareillement cette emplâtre sur la poitrine des petits enfants ; on leur donnera de la tisane indiquée et surtout du *Sirop de Chicorée* préparé par un pharmacien, en ayant soin de l'administrer à une dose proportionnée à l'âge de l'enfant, qu'il sera utile de ne pas laisser refroidir ni le nourrir de choses échauffantes.

Enrouement et Extinction de voix.

Enveloppez-vous la gorge de laine; évitez le froid; ne buvez pas de vin, usez de tisanes d'orge, de chiendent miellées; prenez des bains de pieds matin et soir, mangez peu, et buvez avant de vous coucher une tasse de lait bien chaud en y ajoutant une cuillerée d'eau-de-vie, et sucrez le tout.

Furoncle.

Quand la tumeur ne perce pas, aidez-la en mettant dessus un cataplasme fait de farine de lin, de guimauve et de mie de pain cuit dans le lait en y ajoutant quelques feuilles de paquerettes et de violettes. Placez cette emplâtre entre deux linges sur le furoncle. Si vous n'obtenez pas résolution après l'usage de ce remède fait plusieurs fois par jour pendant quelques temps, appliquez alors 4 ou 5 sangsues sur l'endroit tuméfié et après avoir fait saigner les piqûres en les mouillant avec de l'eau tiède à la chute des sangsues, mettez entre deux linges un cataplasme de petite guimauve, de fleur de lin sur la plaie. Lorsque la tumeur est venue à suppuration, étuvez-la légèrement avec un linge blanc et mettez sur les trous un peu de charpie ou de peau de mouton enduite d'un peu d'onguent de la Mère ou *divin* indiqué à la page 11 ; renouvelez l'emplâtre une ou deux fois par jour.

Pour éviter le retour des furoncles, il faut se purger une ou deux fois dans le mois. On peut se servir d'une once de sel d'Epsum, ou de Calomel, ou de Manne, selon le tempérament. L'huile de Ricin est la purgation qui échauffe le moins; le Calomel agit sur le foie et la Manne convient aux enfants.

Autre remède contre la Brûlure.

Quelques cuillerées de graisse de porc, non salée mais seulement fondue à peine; autant de cuillerées d'huile d'olive, quatre feuilles de laurier à sauce hachées bien menues par cuillerées de graisse, le tout battu ensemble est un excellent reméde à la brûlure.

Traitement des morsures faites par les animaux enragés.

Le premier remède et le seul efficace est la *cautérisation*. Quand on a été mordu par une bête enragée, il faut, si la plaie est petite et profonde, l'agrandir avec un bistouri ou un couteau bien affilé, parce que souvent les blessures paraissent petites quoique le venin ait pénétré profondément ; on la presse ensuite, on la lave, puis on y applique un fer chaud. Il faut l'appliquer fortement et profondément ; on n'a rien à craindre de la cautérisation, il la faut donc très-forte, car si elle n'est que superficielle elle ne prévient pas la rage. S'il y a plusieurs blessures, il faut les cautériser (brûler) successivement. Lors même qu'il n'y aurait que la peau d'écorchée, il faut le fer rouge ; la plus petite écorchure faite par la dent de l'animal suffirait pour inoculer la rage. On couvre ensuite la plaie avec une emplâtre faite avec une once d'onguent *Basilicum* et un demi-gros de cantharides en poudre très-fine.

Quant l'eschare vient à tomber, c'est-à-dire au

bout de six ou huit jours, on panse la blessure avec une feuille de poirée et de beurre frais. Si la morsure était profonde, on y mettrait un pois après la chute de l'eschare, pour entretenir la suppuration.

RECETTES DIVERSES ET D'UNE UTILITÉ JOURNALIÈRE.

Destruction des Rats.

Outre l'emploi de la Rue (Ruta) que l'on trouve dans beaucoup de jardins et chez tous les Apothicaires, pour la destruction des rats, voici un autre moyen aussi simple qu'efficace.

Coupez du liége par petits morceaux ; faites les frire dans de bonnes fritures d'huile de noix, puis repandez-les dans les lieux infectés par ces animaux si nuisibles.

Destruction des Souris.

Si vous voulez faire sortir les souris de leurs

trous, en plein jour, et les contraindre à entrer dans une souricière : Graissez votre main d'huile de *Cumin* ou d'huile *d'Anis* et frottez-en quelques brins de paille que vous introduisez dans un piége ou souricière.

Manière de faire le Cirage Anglais.

Un quarteron de cire jaune bien menue, fondue dans un demi-verre d'eau chaude dans un plat sur le fourneau. Quand la cire est fondue, ôtez le plat de sur le feu pour y mettre une demi-livre d'essence de thérébentine, deux sous de noir d'ivoire, une cuillerée d'huile d'olive, deux sous de vitriol avec une once de sel de tartre. (Le vitriol doit être mis le dernier.)

Recette pour nétoyer le Cuivre.

Prenez trois setiers d'eau de pluie ou de rivière, mettez-y pour deux sous de terre pourrie, une cuillerée d'huile d'olive, deux cuillerées de charbon de bois en poudre et deux sous de vitriol. Le tout se fait à froid. Il faut craindre l'explosion et qu'elle ne s'évente. Pour l'éviter, il faut que la bouteille où l'on met ce liquide ne soit qu'aux deux tiers pleine, la bien fermer et agiter la bouteille avant de s'en servir.

Nétoyage des Selles et Brides.

On prend un blanc d'œuf que l'on étend avec une petite éponge sur le cuir ; on laisse bien sécher, puis on frotte légèrement avec un vieux morceau de drap et on enlève alors les taches en même temps qu'on obtient un luisant au cuir.

Manière de détruire les Chenilles sans nuire aux arbres.

Faites une eau de savon, en proportion des arbres infectés de ces insectes ; laissez-la refroidir à moitié, et aspergez sur les chenilles qui aussitôt tombent mortes ; ce moyen est préférable à l'huile de noix qui brûle les boutons et même l'écorce de l'arbre et le fait périr. Servez-vous bien moins encore du procédé dont usent certaines gens de la campagne, qui brûlent les chenilles dans les arbres avec des torches enflammées qui tuent l'arbre de telle sorte que l'on peut dire que le *remède est pire que le mal.*

Remède contre le Flux de sang, Hémorrhoïdes.

Mettez dans une pinte de vin blanc :

1° Une poignée de fruit d'Eglantier ;

2° Une poignée de feuilles de petite guimauve ;

3° Une bonne cuillerée de graine de lin ;

4° Une poignée de plantin à longue feuille.

Bouillir ensemble ; versez le tout dans un vase et asseyez-vous au-dessus de manière que le siége reçoive la vapeur. Répétez ce remède plusieurs fois et vous serez guéri.

Moyen de chasser le Charançon des greniers et des Granges.

Faites chauffer une pinte (ou la moitié) de goudron minéral liquide dans un vase de terre ou de fer-blanc, et, dès qu'il y a ébullition, déposez ce goudron dans la grange ou grenier à blés, l'évaporation fait disparaître à l'instant tous les charançons. On peut aussi pour plus de précaution en enduire les portes et planchers de ses greniers ou granges ; en ce cas, on est assuré de ne plus voir ces dangereux insectes.

Remède infaillible contre la jaunisse.

Pilez dans un mortier une quantité de feuilles d'oseille jusqu'à ce que vous en obteniez une tasse de jus ; prenez ce breuvage tous les matins à jeun pendant dix ou douze jours en été, plus longtemps si c'est en hiver, car l'oseille, dans cette saison, a peu de vertu.

Faites diète tout le temps de la maladie ; tenez-vous chaudement et même sans sortir pendant plusieurs semaines ; buvez souvent dans la journée de la tisane d'orge, de chiendient, en alternant avec du jus de carotte, du tilleul dans lequel on met quelques gouttes de fleur d'oranger. Mangez le matin une soupe à l'oseille ou aux choux verts ; un peu de pain avec des légumes plutôt que de la viande, et quand on voudra prendre cette dernière nourriture, il faudra que ce soit une petite quantité de veau rôti, ou de volaille, sans sauce ; ce repas, un peu plus substantiel que celui du matin, aura lieu de midi à une ou deux heures, et l'on ne boira, chaque fois, que de l'eau sucrée à la fleur d'oranger et une tasse de camomille légère à la fin de ce sobre repas, car le vin, même mouillé de beaucoup d'eau, est absolument contraire à la guérison de la jaunisse. Le soir, vers cinq ou six heures, on prendra un potage gras fait de veau seulement, ou de poulet avec carotte, dont on fera bien de faire usage parfois dans la journée, comme bouillon seulement et pour varier les boissons précédemment indiquées. Le lait et les fruits sont contraires, surtout pendant qu'on prend le jus d'oseille dont il ne faut pas arrêter l'effet par des purgations, vin ou aliments gras, dont il faut s'abstenir.

Les lavements au son de froment sont nécessaires au moins une fois par jour, et dans le cours de la maladie, il est utile de prendre un bain de pieds de temps à autre en y mettant un peu de moutarde et en ne se baignant pas plus de 15 à 20 minutes à la hauteur d'environ un pouce au-dessus de la cheville. L'eau artificielle de Vichy sera d'un bon usage et le vin de quinquina quand la jaunisse sera passée, et purgez-vous après, avec le Calomel.

Remède contre les Éruptions et Maladies de la peau.

Cessez l'usage des viandes noires, des ragoûts, sauces et poissons salés; mangez plus de légumes, de fruits bien murs que de viandes; si vous voulez user de ces dernières, mangez de préférence de la volaille, du veau bouillis, grillés ou rôtis; peu de vin à moins de le noyer dans de l'eau; jamais de café, d'eau-de-vie, de liqueurs; donnez-vous beaucoup d'exercice, évitez le refroidissement et tout excès. Ainsi disposé, vous prendrez trois fois par jour une tisane composée de la manière suivante et à jeun ou 3 heures après ce repas :

1° Racine de Fraisier;

2° Idem d'Oseille;

3° Idem de Patience ou Palaise;

4° Idem de Bouillon blanc ou Bardane;

5° Idem de Chiendent;

6° Brins de Douce-amère et, si on en a, quelques feuilles de Chicorée sauvage;

7° Orge; ajoutez un petit paquet de Pariétaire, s'il est possible;

8° Houblon, et à son défaut Pissenlit, Salsepareille ou Fumeterre.

De chacune *une once* dans une pinte et demie d'eau, réduite à moitié, que vous aurez soin de faire bouillir sans découvrir le pot et qu'après la décoction vous tiendrez bien couvert, pour éviter la déperdition des arômes. On se sert des boutons du Houblon et non des feuilles. Cette tisane, d'un excellent effet et facile à composer, produit une guérison qu'assure l'usage pendant le temps nécessaire et qui est indiqué, par le résultat qu'on en obtient. Pour atteindre le but qu'on se propose, il est absolument indispensable de prendre cette tisane pendant trois mois, car cette maladie est tenace et peut avoir, en la négligeant, des conséquences fâcheuses.

Inflammations.

Quand il survient une inflammation à un membre, baignez-le souvent dans une décoction faite de beaucoup de petites Guimauves, de farine de lin enveloppée dans un linge, et de feuilles de Blonde ou Molène. Après le bain d'environ 3 quarts d'heure, placez le marc sur le mal, en le mettant entre deux linges et tenez toujours humide pendant l'intervalle des bains que l'on prendra trois fois par jour, jusqu'à ce que l'inflammation prenne jour. A ce moment, vous étuverez la plaie et vous y appliquerez de l'*Onguent divin*, comme il est indiqué à la page 11. Il sera bon d'ajouter aux plantes indiquées pour le cataplasme des feuilles de paquerettes, de violettes et du lait cuits ensemble.

Résolution des Glandes, Abcès, Durillons.

Faites bouillir :

1° Petite Guimauve ;

2° Sachet de Fleur ou Farine de Lin ;

3° Feuilles de Molène dite Blonde, dans un pot.

Tirez-en le jus, dans un vase de fer ou de cuivre, faites bouillir, mettez-y une mie de pain de froment bien broyée, une moëllette d'œuf dur bien menue ; mouvez et battez le tout comme une bouillie, ajoutez un peu de miel, éclaircissez le cataplasme avec du lait pendant qu'il cuit, placez alors le tout entre deux linges sur l'endroit malade et vous obtiendrez *résolution* après l'application de ce remède qu'on fera plusieurs fois par jour et pendant quelques temps. Il faudra joindre aux plantes émollientes ci-dessus indiquées quelques feuilles de paquerettes ou marguerites sauvages, de violettes, et faire cuire le tout dans la poêle au beurre frais, puis graisser l'endroit malade d'huile d'olive avant d'appliquer l'emplâtre sur le mal.

Purgations aussi faciles qu'efficaces.

La veille du jour qu'on veut se purger, on mange peu, surtout le soir, et l'on se prépare en buvant quelquefois dans la journée plusieurs tasses de bouillons à l'oseille ou de choux verts.

Le soir de cette veille de la purgation, on met une forte pincée ou une petite poignée de chicorée sauvage dans un vase, puis on verse dessus une quantité déterminée d'eau bouillante ; on laisse infuser toute la nuit bien couvert, puis on en boit une tasse le lendemain matin à jeun. On peut, pour obtenir un meilleur résultat, ajouter à la chicorée sauvage quelques feuilles de pêcher que l'on fait infuser ensemble. Il faut prendre cette boisson pendant deux ou trois jours de suite et faire cette médication autant de fois qu'on voudra se purger, car cette tisane perdrait de sa qualité si elle datait de plusieurs jours.

Si la bile incommode et qu'on ne juge pas une purgation spéciale nécessaire au moment, on prendra, dans la saison, une douzaine de fleurs de pêcher que l'on répandra sur du beurre frais et qu'on mangera avec du pain à déjeûner, comme on fait parfois un repas de printemps. La bile ne résiste pas à ce remède si simple et pourtant si efficace. On se purge également avec des fleurs de violettes infusées.

Remède contre la Gale.

L'art chirurgical, il faut en convenir, a encore bien à gagner dans la science, et la médecine laisse encore à désirer.

Aussi voyons-nous, à l'occasion de la Gale, beaucoup de cas qu'on ne guérit qu'en apparence et dont ceux qui en sont atteints restent souvent victimes.

Par bonheur pour l'espèce humaine, des hommes sérieux en médecine, livrés à l'étude, font progresser la science et voici que la *Gale*, affection si répandue surtout dans la classe des travailleurs, et réputée honteuse presque à l'égal de la Lèpre, va cesser ses ravages par la propagation du remède qui vient d'être mis en usage à l'hôpital Saint-Louis à Paris et que publie le journal l'*Union* du mercredi 18 février 1852, numéro 49 :

« On fait prendre au malade un bain de savon

« noir, on le frictionne ensuite, de la tête aux pieds « avec une pommade *sulfo-alcaline*, puis on le « soumet à l'action d'un nouveau bain, et, quand « le corps est sec, la maladie a disparu et l'Aca- « rus (petit ver) n'existe plus. »

Ce traitement appliqué de cette manière est d'une extrême simplicité, ce qui en rend l'emploi aussi facile que peu dispendieux.

Moyen économique de couper la Fièvre.

Mettez une poignée de peau verte de Saule bouillir dans une pinte de vin blanc et buvez-en une tasse à jeun et quelquefois dans la journée. Ce remède dispense d'avoir recours aux pilules très-coûteuses d'extrait de Quinquina préparées par les pharmaciens, et produit un effet plus prompt et à la bienséance de la bourse des pauvres. On sait que les fièvreux doivent s'abstenir de vin et de manger à leur appétit.

FIN DU MANUEL DE CHARITÉ.

TABLE DES MATIÈRES.

RECETTES DOMESTIQUES D'UN USAGE JOURNALIER.

Tours, Imp. Ladevèze.

SUPPLÉMENT AU MANUEL DE CHARITÉ.

PHARMACOPÉE PUBLIÉE EN JANVIER 1855.

Chaud-refroidi négligé. — Fièvres de plusieurs natures.

Prenez neuf têtes d'*ortie*, que vous faites bouillir dans une pinte d'eau, et après avoir tiré à clair, mettez-y du sucre en quantité convenable et faites réduire au tiers pour former un sirop. Buvez alors une tasse de ce remède plusieurs fois dans la journée, surtout le matin à jeun et le soir en vous couchant et trois heures après avoir mangé.

Le sirop d'ortie, pris pendant neuf jours le matin à jeun, coupe les fièvres qui ont longtemps résisté au sulfate de quinquina et est un remède plus économique, aussi bien que la racine de *coucou* ou *primevère*.

Écrouelles, scrofules et humeurs froides.

Prenez : 1° Deux gros de *rhubarbe*, en poudre;
2° Un gros de *quinquina*, idem;
3° Un gros de racine de *gentiane*, aussi en poudre;

Mettez le tout ensemble dans une bouteille, versez dessus une pinte de vin vieux rouge sans remuer la bouteille; laissez infuser vingt-quatre heures, puis buvez-en une cuillerée tous les matins à jeun.

Quand la bouteille est finie, laissez-y les ingrédients et remplissez-la avec une autre pinte de vin vieux rouge, ce qui fait que la *rhubarbe*, le *quinquina* et la *gentiane* servent deux fois, et vous continuez de boire, comme il a été dit déjà, le matin avant de manger.

Prenez en outre et souvent dans la journée le remède suivant :

Quatre onces de racine de *gentiane* bouillie dans une pinte d'eau. En boire, comme boisson, pendant le repas en coupant ce breuvage avec du vin vieux rouge.

Ne vivez que de bon pain, de viande rôtie ou grillée, surtout de chair blanche. Abstenez-vous de légumes, laitage, poissons ou viandes salées. Buvez toujours de bon vin vieux rouge. Tenez-vous chaudement et surtout les pieds. Ne mangez pas de fruits, à moins qu'ils soient rouges et bien mûrs. Usez tous les matins d'une cuillerée de *sirop anti-scorbutique* et faites le traitement ci-dessus exactement chaque jour et pendant trois ou quatre mois selon les résultats obtenus.

Enfin, pour compléter la guérison de cette hideuse maladie si souvent rebelle, il faudra faire le voyage de *la Roche-Pozay*, dont les eaux sont très-efficaces dans les mois de juillet et août, et en ce cas toujours souveraines.

Nota.— Cette petite ville est située sur les limites de la Touraine et du Poitou.

Rhume de poitrine.

Faites bouillir une certaine quantité de *guimauve blanche* dont on prend seulement la racine ; laissez consommer et tirez à clair ; mettez cuire le jus avec du sucre pour obtenir un sirop bienfaisant à la poitrine et buvez-en souvent.

A la Besnardière (Betz), le 20 avril 1856.

B. du Ch.

Auteur de la Pharmacopée éditée en 1855.

Tours, impr. Ladevèze.

www.ingramcontent.com/pod-product-compliance
Ingram Content Group UK Ltd.
Pitfield, Milton Keynes, MK11 3LW, UK
UKHW021015180726
13838UKWH00004B/1552